NOTE SUR L'ÉTAT VIRULENT

DU

SANG DES CHEVAUX SAINS

MORTS PAR

ASSOMMEMENT OU PAR ASPHYXIE

PAR

M' SIGNOL,

Membre de la Société de médecine Pratique.

Extrait de la France Médicale
Numéros des 19 et 22 janvier, 3, 5 et 12 février 1876.

PARIS

V. ADRIEN DELAHAYE ET Cⁱᵉ, LIBRAIRES ÉDITEURS,

PLACE DE L'ÉCOLE DE MÉDECINE

—

1876

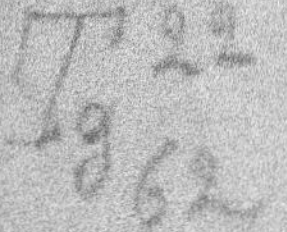

NOTE SUR L'ÉTAT VIRULENT

DU

SANG DES CHEVAUX SAINS

MORTS PAR

ASSOMMEMENT OU PAR ASPHYXIE

J'ai communiqué à l'Académie des Sciences, grâce à l'obligeance de M. Bouley, une série d'expériences qui me paraissent intéressantes, en raison des travaux publiés depuis quelques années sur le charbon et [la septicémie. Je désire vous entretenir directement de ce travail, et vous donner les renseignements qui pourront vous paraître utiles.

J'ai asphyxié par la vapeur résultant de la combustion du charbon de bois plusieurs animaux, pensant provoquer ainsi la formation artificielle des bactéridies, signalées par divers auteurs dans les maladies charbonneuses, et par moi-même dans les affections typhoïdes du cheval. Je devais d'autant mieux croire ce résultat possible, qu'à l'autopsie je trouvais le sang fourmillant de ces productions. Une étude plus complète m'apprit qu'il n'était pas nécessaire de recourir à ce moyen, puisqu'il suffit de tuer un cheval d'un coup de masse, et d'abandonner le cadavre pendant quinze à seize heures, pour voir se produire ces bactéridies en tout semblables à celles du charbon et des affections typhoïdes. Ce résultat a, du reste, été nettement affirmé par M. Salle, vétérinaire militaire, auquel revient le mérite de l'avoir publié le premier.

Quoi qu'il en soit, par suite d'asphyxie ou par suite de la mort violente d'un cheval sain, on voit naître ces bactéridies quinze à seize heures après la mort. Elles se montrent d'abord dans les veines profondes, comme la veine cave postérieure et surtout la veine porte. Leurs dimensions sont très-variables, elles ont de 12 à 50 et 60 millièmes de millimètre. Elles n'apparaissent que beaucoup plus tard dans les veines superficielles, et nous verrons plus loin les conséquences de cette différence dans la date de leur apparition. Le sang contient dans le cas d'asphyxie des globules blancs plus gros et plus nombreux que dans les autres cas.

Du reste, je puis dire d'une manière générale, que tous les caractères sont plus hâtifs après l'asphyxie, puisque je les ai vu apparaître neuf heures après la mort produite par ce procédé.

Ayant ainsi constaté la présence des bactéridies, j'ai dû compléter ces expériences par l'inoculation du sang qui les contenait. Je vais résumer ces diverses expériences, et exposer les conclusions qu'elles me paraissent comporter.

1ᵉ *Expérience.* — Le 31 mars 1864, j'asphyxie par la vapeur du charbon de bois en combustion, un cheval tétanique, avec l'intention d'étudier si l'inhalation de ces gaz qui, comme on le sait, provoquent l'engourdissement des fonctions musculaires et nerveuses, n'aurait pas quelque influence sur la marche de la maladie.

L'expérience étant poussée trop vite, l'animal meurt, et en faisant l'autopsie dix-sept heures après la mort, je constate la présence des bactéridies dans le sang.

2ᵉ *Expérience.* — Le 3 avril 1864, un cheval morveux est asphyxié de la même façon. Au bout de dix-neuf heures, le sang contenait des bactéridies.

3ᵉ *Expérience.* — Le 7 avril 1864, un vieux cheval usé, mais sain, est asphyxié de la même manière. L'autopsie est faite dix-neuf heures après la mort par un temps froid. Je passe sur les lésions de l'asphyxie. Le sang contient de nombreuses bactéridies, surtout dans la veine cave postérieure et dans la veine porte, ainsi que dans le ventricule droit du cœur et dans le foie.

Le sang de cet animal asphyxié, conservé et examiné le 17 avril, présente encore quelques bactéridies dont les bords sont émoussés comme s'émoussent les angles d'un morceau de sucre qui commence à fondre ; de plus, un grand nombre d'entre elles contiennent dans leur intérieur, mais surtout à l'une de leurs extrémités, une petite vacuole qui paraît contenir des gaz et qui remplit l'office de flotteur.

4° *Expérience*. — Le 5 août 1875, un cheval entier de trait est mis dans une écurie cubant 19 mètres 50 centim., et asphyxié comme ci-dessus. L'autopsie est faite vingt et une heures après la mort. Le sang contient des bactéridies, ayant de 20 à 30 millièmes de millimètre, ainsi que des cristaux en lames, en aiguilles et en tables semblables à la cholestérine.

J'injecte quatre-vingts gouttes de ce sang pris directement dans la veine porte, à un mouton de trois ans, par quatre piqûres sous-cutanées, faites avec la seringue Pravaz; vingt gouttes à chaque ars. L'inoculation est faite le 6, à 3 h. 1/2. Vers six heures, le même jour, il présente quelques signes d'inquiétude. La nuit on le perd de vue, mais à cinq heures du matin, on le trouve dans un coin, triste et grelottant; les points où ont été pratiquées les inoculations sont livides, œdématiés, dans une étendue bien plus considérable que la limite de l'inoculation. A neuf heures mort. Les conjonctives sont pâles, comme exsangues ainsi que les gencives; la langue est violette, cyanosée; les points d'inoculations sont livides, bleuâtres, ecchymosés, crépitants. L'intestin grêle et le côlon présentent de nombreuses arborisations. La coupe des poumons laisse écouler très-peu de sang. Dans les artères et les veines on rencontre la même altération: le sang est pris en caillot noir, épais, très-résistant, moulé sur les cavités du cœur et des vaisseaux, comme pourrait le faire une injection à la cire. A peine s'il s'écoule quelques gouttes de sang liquide, toute la masse étant prise en un caillot très-dense. Ce sang ne contient pas de bactéridies, mais les globules pâlissent avec une grande facilité sous le plus faible courant d'eau ; ils s'effacent bien plus promptement que ceux à l'état normal sous la même influence. Les globules blancs sont gros et abondants. Pas de cristaux. Du sang pris dans la veine porte est inoculé à un deuxième mouton sans résultat.

Je ferai remarquer que vu la solidité de ce caillot, je n'ai pu introduire sous la peau que des morceaux de ce cruor solide.

5° *Expérience*. — Un cheval de trait de 3 ans, sain, est asphyxié le 11 août 1875, à 11 h. 1/2. L'autopsie est faite six heures vingt minutes après la mort. Pas de bactéridies, quelques cristaux reflétant une teinte rosée, globules d'un rouge vif; globules blancs nombreux et très-gros. Quatre-vingts gouttes sont inoculées comme ci-dessus à un mouton adulte et bien portant, sans résultat.

6° *Expérience*. — Le 13 août, un vieux cheval sain est asphyxié à 8 h. 1/2 du matin. Autopsie, neuf heures trente après la mort. Quelques bactéridies dans la veine porte et le cœur droit. Inoculation à un mouton de 80 gouttes de sang, pris moitié dans le cœur droit moitié dans la veine porte. Le mouton continua à se bien porter, mais il survient aux ars deux énormes abcès qui sont ouverts le 23 août.

7° *Expérience*. — Le 23 août 1875, un cheval sain est asphyxié à sept heures moins dix du soir. L'autopsie est faite le 24, à 11 h. 1/2 du matin, soit seize heures trente minutes après la mort. Le sang contient des bactéridies en très-grande quantité et de dimensions diverses ; les unes ont de 12 à 15 millièmes de millimètre, les autres à plusieurs segments ont jusqu'à 45 millièmes de millimètre de longueur. Les globules sont rouge vif, poisseux, agglutinés. Globules blancs très-gros et très-nombreux. Dans le cœur droit, nombreux cristaux en lames et en aiguilles.

J'inocule à un mouton de trois ans quatre-vingts gouttes de sang pris dans la veine porte, à midi, le 24 août ; c'est-à-dire seize heures trente minutes après la mort. Le 25, à cinq heures du matin, on trouve le mouton couché sur la litière, haletant et ne bêlant plus. Je le vois à dix heures ; les membres sont œdématiés, froids, cyanosés, les conjonctives livides, la respiration haletante ; la mort paraît prochaine. Au point des inoculations s'écoule une sérosité sanguinolente qui, examinée au microscope, laisse voir quelques bactéridies peu nombreuses ; ce sont vraisemblablement des débris de celles inoculées la veille.

Le 27, les engorgements des membres ont sensiblement diminué, la respiration est plus aisée, l'animal mange mieux, les points d'inoculations sont moins livides; néanmoins, les oreilles sont légèrement cyanosées et froides, les conjonctives ont une apparence lie de vin. L'animal meurt ce jour à trois heures, soit : soixante-quinze heures après l'inoculation. L'autopsie est faite à six heures. Des ars antérieurs aux ars postérieurs existe une vaste infiltration. Les muscles pectoraux et fessiers sont le siége d'ecchymoses énormes en étendue et en couleur. Les intestins ainsi que les mésentères sont le siége d'arborisations considérables. Le thorax contient environ trois décilitres de sérosité citrine claire, sans fausses membranes, ni altérations d'aucune sorte sur la plèvre. Pas d'urine dans la vessie. Rate normale. Le sang de la veine porte ne contient pas de bactéridies ; il a tout à fait l'aspect physique de celui des animaux morts du sang de rate.

Un jeune lapin est inoculé aux ars à six heures du soir, avec vingt gouttes de ce sang introduites sous la peau avec la seringue Pravaz.

Le 28, à midi, aucune modification, l'animal est en santé. A neuf heures du soir, même état.

Le 29, à cinq heures du matin, le lapin est trouvé mort. Mêmes lésions que chez le mouton. Pas de bactéridies dans le sang.

8ᵉ *et* 9ᵉ *Expériences.* — Le 15 septembre, un vieux cheval de trait sain, est asphyxié à six heures du soir.

A ce moment, je fais abattre d'un coup de masse un cheval de trait léger, également sain, qui doit être ouvert en même temps que celui qui a été asphyxié.

Le 16, à dix heures du matin, c'est-à-dire quinze heures cinquante minutes après la mort, les deux animaux sont ouverts.

Cheval tué. — Le sang de la veine porte présente des bactéridies qui, bien que rares, sont cependant bien formées et très-reconnaissables; elles ont de 15 à 25 millièmes de millimètre de longueur, sont segmentées et reflètent une teinte légèrement opaline. Le sang du cœur droit en contient qui présentent les mêmes caractères.

Cheval asphyxié. — Le sang de la veine porte fourmille de bactéridies dont les longueurs sont variables, mais dont les extrêmes varient entre 25 et 75 millièmes de millimètre, présentant trois ou quatre articles suivant leur longueur. Les globules blancs sont plus nombreux et plus gros. Dans le cœur droit on trouve le sang pris en un caillot noir fondant sous la pression des doigts, et ce caillot, examiné au microscope, se présente sous forme de cristaux analogues à ceux précédemment décrits. Tout le sang contenu dans le ventricule droit semble formé par ce caillot fondant; je dis fondant parce qu'en le malaxant il se réduit sous les doigts, mais ne conserve pas cette ténacité du sang normal dont la fibrine se prend en une masse élastique.

Le sang de la veine porte de chacun de ces animaux est inoculé à deux moutons, dans les mêmes conditions que dans les expériences précédentes. Le mouton inoculé avec le sang du cheval asphyxié meurt dix-neuf heures après l'opération. L'autopsie est faite dix heures après la mort : cadavre infect, emphysémateux, crépitant, surtout aux piqûres d'inoculations; la laine se détache au moindre contact, les muqueuses sont pâles et décolorées, mais en certains points on voit des ecchymoses à la peau. Les muscles, surtout ceux avoisinant les ars sont ecchymosés, comme bouillis, et tout à fait semblables aux psoas, dans la paraplégie typhoïde du cheval. Il n'existe plus de sang liquide dans les vaisseaux, partout un coagulum solide en remplit la lumière. Ce coagulum est dense, résistant, et les quatre cavités du cœur sont distendues par ces caillots dont la couleur est noire. La rate est un peu augmentée de volume, mais sans bosselures ; la vésicule biliaire est pleine. Très-peu de bactéridies.

Le mouton inoculé avec le sang du cheval tué n'a présenté d'autres symptômes qu'un peu de gêne dans les mouvements.

10e *Expérience*. — Le 21 septembre 1875, à quatre heures du soir, je fais tuer un cheval d'âge mais bien portant. Le cadavre reste exposé la nuit à l'air libre par une température de + 16 à 20° centigrades.

Le 22, à onze heures trente minutes, soit dix-neuf heures trente après la mort, le cheval est ouvert ; du sang, pris directement dans la veine porte et contenant des bactéridies, est inoculé à un mouton à la dose de quatre-vingts gouttes.

Le 23, à six heures du matin, le mouton est trouvé mort. Les lésions sont celles déjà constatées : muqueuses décolorées, points d'inoculations cyanosés, tissu cellulaire crépitant, emphysémateux. En enlevant la peau et en incisant les muscles, il s'écoule une grande quantité de sérosité claire qui ressemble à de la lavure de viande. Cette sérosité contient des bactéridies qui n'ont pas plus de 10 à 12 millièmes de millimètre.

Dans la poitrine, on trouve environ un verre à boire de sérosité limpide, mais reflétant une teinte sanguinolente, cependant on n'y trouve pas de globules ; le microscope y décèle, après quatre à cinq heures de repos, la présence de quelques flocons fibrineux, au milieu desquels de gros globules blancs sont comme emprisonnés. Les bactéridies fourmillent dans cette sérosité et ont des dimensions considérables, 45, 50, et jusqu'à 60 millième de millimètre. Même lésion dans le péricarde, mais quelques-unes des bactéridies trouvées en ce point sont douées d'un mouvement très-accentué et très-appréciable, ce qui semblerait confirmer l'opinion de M. Sanson, qui prétend que le mouvement ou l'immobilité des bactéries n'est autre chose qu'une question de milieu.

Dans le cœur et les gros vaisseaux, le sang est pris en caillots très-consistants, et c'est à grand'peine qu'on peut réunir une trentaine de gouttes de sang liquide, qui sont inoculées à un autre mouton par trois piqûres faites deux aux aines et une à l'arc antérieur droit. Pas de bactéridies.

Le 26, ce mouton mourut à sept heures du matin. Mêmes lésions que ci-dessus. Même état du sang dont la partie liquide semble avoir filtré à travers les tissus.

11e *Expérience*. — Le 28 septembre 1875, à cinq heures du soir, je fais abattre un cheval d'âge, mais sain. Le cadavre est laissé dehors par une température moyenne de + 18 à 20° centigrades, jusqu'à neuf heures du matin le 29 septembre. L'autopsie est faite à ce moment. Le sang de la veine porte contient des bactéridies nombreuses seize heures après la mort ; le sang du cœur en contient aussi ; mais celui de la jugulaire n'en présente pas de traces.

J'inocule à une chèvre de quatre ans et de taille moyenne quatre-vingts gouttes de sang de ce cheval pris directement dans la veine porte ; l'injection est faite comme précédemment et par les mêmes moyens à neuf heures trente du matin.

Dès le soir, la bête commence à être triste et se plaint souvent. Le lendemain matin, 30 septembre, je trouve la chèvre mourante, les membres œdématiés ainsi que les mamelles, la peau des cuisses et des ars antérieurs cyanosée et crépitante. La bête se plaint incessamment comme sous le coup d'une douleur profonde. Je la fais sacrifier immédiatement et recueille le sang ainsi que la sérosité qui gorge le tissu cellulaire des muscles et des membres.

Le sang ne contient pas de bactéridies, mais les globules ont singulièrement diminué de volume ; les parois de la cellule semblent rapprochées l'une de l'autre ; toutefois, je ne remarque pas de disposition étoilée. Cet état du globule qui semble être une sorte de dessèchement, me paraît dû à la faible proportion de plasma dans lequel nagent les éléments sanguins, car c'est à peine si j'ai pu recueillir une quantité de sang équivalente à un demi-verre à boire, en égorgeant, par la section des jugulaires et des carotides, une bête qui aurait dû en fournir deux ou trois kilos.

La sérosité contenue dans le tissu cellulaire des membres renferme quelques bactéridies, mais de petite dimension, et qui sont des débris de celles inoculées la veille avec le sang du cheval.

N'ayant pas d'autre animal d'expérience sous la main, je n'ai pu inoculer le sang de la chèvre vivante, ainsi que je l'aurais désiré.

12ᵉ Expérience. — Le 28 octobre, à cinq heures du soir, je fais assommer un cheval sain, dont l'autopsie est faite le lendemain, 29, à neuf heures du matin, soit seize heures après la mort ; le cadavre étant resté exposé la nuit à une température moyenne de + 5 à 8° centigrades.

Du sang pris à la jugulaire est inoculé à un mouton par quatre piqûres ; ce sang ne contient pas de bactéridies.

Du sang pris dans la veine porte et contenant au contraire des bactéridies en abondance est inoculé à un autre mouton, le même jour et à la même heure, 29 octobre, 9 1/2 du matin.

Le samedi, 30, les deux moutons sont vivants. Celui qui a été inoculé avec le sang de la jugulaire est vif, alerte et, aux points correspondant aux piqûres, c'est à peine si on aperçoit la trace de leur existence.

Celui qui a été inoculé avec le sang de la veine porte, au contraire, est triste, les membres sont œdématiés, froids, et aux points qui correspondent aux inoculations, on voit de vastes ecchymoses, sur les confins desquelles la peau prend une teinte verdâtre, livide, comme sur un animal qui serait mort depuis longtemps.

Le soir du même jour, c'est-à-dire trente-quatre heures après l'inoculation, les symptômes se sont aggravés, le mouton peut à peine marcher, les membres sont glacés.

Je prends du sang à la jugulaire de cet animal, et je l'inocule à un troisième mouton sain, par quatre piqûres : au total, quatre-vingt gouttes. Ce sang, examiné au microscope, ne présente rien de remarquable, si ce n'est l'aspect des globules qui paraissent diminués de volume, et dont l'enveloppe, revenue sur elle-même, leur donne un aspect *goudroné*.

Le 31, au matin, les trois moutons sont vivants. Celui qui a été inoculé avec le sang de la veine porte paraît seul très-malade. Celui inoculé avec le sang de la jugulaire du cheval, et celui inoculé avec le sang du premier mouton, semblent n'avoir pas servi d'animaux d'expérience.

Le 3 novembre, le mouton qui a reçu le sang de la veine porte est encore très-malade ; au point des inoculations on a d'abord remarqué des ecchymoses très-étendues, puis de l'œdème, puis sur une large surface la peau a blanchi et semble être sur le point de subir une exfoliation ; sur la limite de ces points et au contact des parties saines, on voit sourdre une sérosité purulente. L'animal est triste, reste couché, mais les membres sont moins froids que la veille.

Les deux autres moutons continuent à se bien porter.

Le 11 novembre, ce mouton n'est pas mort, mais il est triste, marche avec la plus grande difficulté et mange à peine. Il est devenu d'une maigreur extrême. Aux points inoculés existent de vastes escharres qui s'enlèvent assez facilement, entraînant avec la peau d'épaisses couches de tissu conjonctif mortifié.

Ce mouton a été évidemment empoisonné, mais a résisté dans une certaine mesure aux actions désorganisatrices qui devaient amener sa mort. Son état général, les lésions locales, tout indique que le poison a agi sur son organisation.

A quoi tient donc cette différence entre les effets du sang d'un même cheval, le même temps étant écoulé depuis la mort, mais pris à des veines différentes. Sans doute à un changement d'état, dont la manifestation est plus rapide dans les veines profondes que dans les veines superficielles, en raison des conditions de chaleur et du contact des gaz intestinaux, ainsi que des phénomènes d'endosmose qui doivent intervenir dans ces circonstances.

Le sang de la jugulaire a l'aspect physique normal, celui de la veine porte reflète une teinte foncée, couleur jus de cassis.

13ᵉ *Expérience.* — Le 13 novembre 1875, à cinq heures trente minutes du soir, par une température de + 10°, je fais tuer un cheval d'âge mais sain d'ailleurs.

L'autopsie est faite le 14, à onze heures moins le quart du matin, soit dix-sept heures un quart après la mort.

La température de la nuit a oscillé dans les environs de + 10° centigrades au-dessus de zéro.

J'inocule à un mouton vigoureux quatre-vingts gouttes de sang pris dans la jugulaire du cheval. Au même moment, j'inocule un autre mouton avec quatre-vingts gouttes de sang pris dans la veine cave postérieure, au point où elle atteint le bord supérieur du foie. La seringue, étant obstruée par de petits caillots, ne peut se vider entièrement, en sorte que la quantité totale du sang inoculé ne peut guère être estimée qu'à une soixantaine de gouttes.

Le sang de la jugulaire ne contient pas de bactéridies; elles fourmillent au contraire dans celui de la veine cave. Elles n'ont pas toutes les mêmes dimensions; quelques-unes ont de 70 à 90 millièmes de millimètre de longueur, elles sont flexueuses, mais non géniculées comme celles qu'on rencontre généralement, et qui, du reste, sont des plus abondantes dans ce sujet.

Du 14 au 20 novembre, le mouton présente tous les symptômes notés dans l'observation n° 12, mais dès le 21 il commence à reprendre les apparences de la santé; le 23, les points d'inoculations qui sont sphacélés commencent à se détacher, et avec des pinces on enlève une eschare qui représente toute l'épaisseur de la peau et du tissu cellulaire sous-jacent, ce qui donne une plaie très-étendue en largeur et en profondeur. L'état général continue à s'améliorer.

Le mouton qui a été inoculé avec le sang de la jugulaire a toujours eu les apparences de la santé la plus parfaite.

14ᵉ *Expérience.* — Le 20 novembre 1875, à quatre heures du soir, on abat un cheval de sang parfaitement sain, qui a subi l'entraînement. Je fais l'autopsie le 21, à onze heures du matin, soit dixhuit heures et demie après la mort, la température moyenne ayant été de cinq degrés centigrades au-dessus de zéro. Du sang recueilli à la jugulaire est inoculé à une jeune brebis très-vigoureuse.

Au même moment, j'inocule à une autre brebis, également très-bien portante, quatre-vingts gouttes de sang pris directement dans la veine porte du même cheval.

Examiné au microscope, le sang de la jugulaire paraît sain et ne contient pas de bactéridies; celui de la veine porte, au contraire, fourmille de ces productions, dont les dimensions varient entre 12 et 80 millièmes de millimètre, mais de même aspect, géniculées et de couleur opaline.

Le 22, les points d'inoculations chez le mouton qui a reçu le sang de la veine porte, sont tuméfiés, rouges, sensibles; toutefois l'animal, bien que gêné dans ses mouvements, mange encore et est assez gai.

Le 23, la scène a complètement changé, l'engorgement est devenu énorme surtout aux ars antérieurs, et s'étend jusqu'à l'ombilic. La peau est violette, marbrée, et les parties sont le siège d'une sensibilité excessive. La bête est triste, reste toujours couchée, refuse toute nourriture, jette par les naseaux, ses oreilles et ses membres sont froids, ses muqueuses pâles.

Le 24 au matin, il est trouvé mort; il est encore chaud par une température de + 4° centigrades et a dû mourir vers quatre heures du matin, c'est-à-dire près de soixante heures après l'inoculation. Le tissu cellulaire des ars antérieurs et postérieurs, de tout le ventre, du cou et de la tête est le siège d'un épanchement séro-sanguin considérable, les muscles noirs ne constituent plus qu'une vaste ecchymose, de laquelle s'écoule de la sérosité en abondance. A peine si les vaisseaux laissent échapper quelques gouttes de sang liquide; le cœur et les gros vaisseaux sont remplis par un caillot continu, noir, résistant, élastique, qui, dans les petits vaisseaux, donne aux tissus comme la trachée, la plèvre et les intestins, une apparence arborisée très-fine et très-serrée. La sérosité contenue dans le péricarde se prend en gelée, après quelques heures de repos dans un vase. Ni cette sérosité, ni le sang, ne contiennent de bactéridies.

Le mouton inoculé avec le sang de la jugulaire n'a pas été malade. Son état général continue à être bon, et toute trace a disparu aux points inoculés.

Il ressort de mes expériences que le sang d'un animal *sain*, qu'on a assommé ou asphyxié par les gaz de la combustion du charbon de bois, laissé dans le cadavre pendant seize heures au moins (7ᵉ Exp.), acquiert des propriétés telles, qu'il devient mortel s'il est inoculé à la dose de 80 gouttes à des chèvres ou à des moutons. Pourtant, rien dans ses caractères physiques n'indique la putridité, ni l'odeur, ni l'aspect; on constate seulement dans ce sang la présence des bactéridies, caractérisées par leurs dimensions et leur immobilité. Il me paraît bien difficile de préciser actuellement quelle est la cause qui rend ce sang virulent et inoculable. Si l'on s'en rapportait aux opinions qui ont cours depuis quelques années, ce sang devrait produire le charbon, puisqu'il contient en abondance les bactéridies charbonneuses. Cependant, à la suite des inoculations, elles n'ont point pullulé chez les animaux soumis à l'expérience; donc de deux choses l'une, ou la maladie à laquelle ont succombé les moutons est le charbon, ou, si ce n'est pas lui, c'est que les bactéridies ne sont pas les agents de sa production.

Laissant de côté, pour l'instant, l'influence de cette cause, qui est loin d'être démontrée, puisque, pour faire cette démonstration, il eût fallu isoler préalablement les divers éléments du sang et les bactéridies, afin de s'assurer si la virulence provient de l'un quelconque de ces éléments, ou est due à la présence de ces productions anormales, on peut dire que le sang des veines profondes, séjournant dans un milieu chaud, au contact des gaz intestinaux, et sous l'action des influences endosmotiques qui interviennent certainement, subit plus promptement que celui des veines superficielles, l'effet des actions encore indéterminées qui le rendent mortel en modifiant son état.

On retrouve dans le sang des animaux asphyxiés les caractères qui ont été décrits comme particuliers au sang charbonneux : « globules devenus agglutinatifs, formant des îlots qui laissent entre eux des espaces remplis par du sérum. » Nous avons cependant la certitude que ce sang ne provient pas d'animaux charbonneux ; en sorte que la bactéridie comme cause du charbon et cet état particulier des globules comme conséquence, qui ont été indiqués comme caractéristiques du charbon, seraient encore fort contestables.

Le sang provenant d'animaux morts depuis un temps variant entre six heures et demie et neuf heures et demie, même sous l'influence d'une température élevée ne produit pas la mort (Exp. 5 et 6). Disons toutefois que, dans la dernière de ces expériences, le sang avait déjà subi une certaine modification, dont l'action s'est dénoncée par la formation d'abcès considérables.

Les résultats produits par l'inoculation du sang provenant des veines profondes ou des veines superficielles, sont complètement différents. L'inoculation du premier est mortelle celle du second est complètement inoffensive.

Le sang des animaux asphyxiés paraît éprouver plus rapidement ce changement d'état qui le rend plus promptement et plus certainement inoculable. (Exp. 8 et 9).

Le sang pris sur l'animal inoculé et malade ne paraît pas apte à développer la maladie (Exp. 12), tandis que le sang recueilli après la mort la transmet dans le plus grand nombre des cas.

Dans la pratique, ces expériences touchent de près à l'hygiène publique et à la médecine légale : à l'hygiène publique, en ce sens que bien des gens qui sont appelés à manier des débris cadavériques, même relativement frais, peuvent contracter des maladies mortelles, en supposant que le sang des différents animaux soit inoculable à l'homme, comme celui du cheval l'est au mouton et à la chèvre ; et dans bien des cas, ces maladies ont pu être attribuées à d'autres causes que la véritable. Au point de vue de la médecine légale, il y aurait à tenir compte de l'affection développée dans ces conditions, afin de savoir si l'on a bien affaire au charbon ou à toute autre maladie. C'est ainsi qu'il y aurait peut-être beaucoup à réviser dans les récits de maladies communiquées par des débris frais, et qu'on attribuait généralement au charbon. Il ne faudra pas non plus oublier ces faits, en inoculant à titre d'essai, du sang provenant de débris suspects. S'ils étaient méconnus, on s'exposerait à des erreurs d'appréciation des plus graves, en attribuant au charbon des accidents morbides ayant une tout autre origine. Enfin, je vous demanderai à vous, Messieurs les médecins, à vous, Messieurs les accoucheurs, si vous ne trouvez pas dans ces symptômes et ces lésions quelques rapports avec des maladies connues, et en particulier avec la fièvre puerpérale, dont la cause pourrait être ainsi rattachée à une intoxication, résultant de la présence de sang altéré dans les organes de la gestation à la suite de l'accouchement.

Je ne me dissimule pas ce que ces études ont encore d'incomplet. Il reste à confirmer, par des expériences plus nombreuses, la différence d'inoculabilité du sang des veines superficielles et des veines profondes, ainsi que l'innocuité du sang vivant pris sur l'animal inoculé et malade.

Enfin, il serait intéressant de s'assurer si, comme dans la septicémie, le poison peut être dilué à l'infini sans cesser de produire ses résultats.

Paris. — Typ. A. PARENT, rue Monsieur-le-Prince, 29 et 31.